AF472851

LE
PALAIS DE LA SANTÉ
OU
CHATEAU DES RECETTES
POUR RECOUVRER LA SANTÉ
ET LA MAINTENIR BONNE

PAR
Charles BAUD
ANCIEN ÉLÈVE EN PHARMACIE

« La santé est incontestablement la principale
» richesse. On n'en connaît le prix inesti-
» mable que lorsqu'on a eu le malheur de
» la perdre. »

ERASME.

NANTES
IMPRIMERIE H. BRUNEAU
RUE DU CHAPEAU-ROUGE, 2

1885

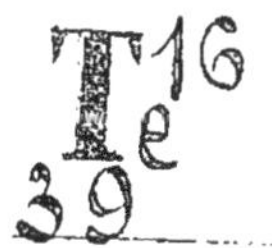

d'imprimés à 2,000 exemplaires

Dans cette attente, je vous prie d'agréer, Monsieur le Préfet, l'assur[ance] du profond respect de votre tout [dévoué]

H. Bruneau

IMPRIMERIE
LITHOGRAPHIQUE & TYPOGRAPHIQUE

H. BRUNEAU

Rue du Chapeau-Rouge, 2

Près la Rue Contrescarpe

NANTES

Nantes, le 9 Juillet 1885

Monsieur le Préfet de la
Loire-Inférieure

J'ai l'honneur de vous adresser
2 épreuves d'une brochure intitulée
Le Palais de la Santé ou Château des Arts
par Charles Baud
Je vous prie de vouloir bien m'en

LE
PALAIS DE LA SANTÉ
OU
CHATEAU DES RECETTES
POUR RECOUVRER LA SANTÉ
ET LA MAINTENIR BONNE

PAR
Charles BAUD
ANCIEN ÉLÈVE EN PHARMACIE

« La santé est incontestablement la principale
» richesse. On n'en connaît le prix inesti-
» mable que lorsqu'on a eu le malheur de
» la perdre. »

ÉRASME.

NANTES
IMPRIMERIE H. BRUNEAU
RUE DU CHAPEAU-ROUGE, 2
1885

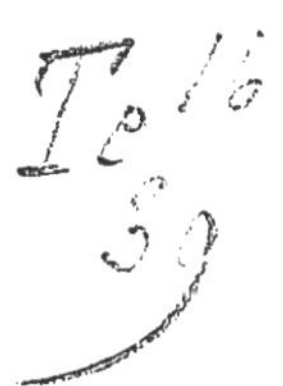

PRÉFACE

Persuadé qu'on ne doit rien négliger pour le bien du genre humain, j'ai cru devoir faire part au public des bons effets que l'usage de certaines plantes peut produire, soit en maintenant la santé florissante, soit en contribuant puissamment à la faire recouvrer lorsque, pour des causes quelconques, on a eu le malheur de la perdre.

Saint-Philbert-de-Grand-Lieu, 5 Juillet 1884.

LE PALAIS DE LA SANTÉ

OU

CHATEAU DES RECETTES

POUR RECOUVRER LA SANTÉ ET LA MAINTENIR BONNE

I

Abcès, pour les résoudre.

Faites cuire du seneçon avec de l'axonge et mettez-en sur la tumeur. On peut appliquer aussi un oignon cuit sous la braise, du levain ou du soufre occidental, c'est-à-dire de l'excrément de l'homme. Si l'abcès a son siége dans la poitrine, boire tisane et sirop de rue de muraille.

Accouchement difficile.

Pour faciliter l'accouchement, donnez à la femme en travail deux grammes de seigle ergoté pulvérisé avec sucre et aromatisé à la vanille, pour deux prises.

Acretés de Poitrine.

L'huile d'amandes douces. Tisane de jujube, amandes et noisettes, figues.

Air.

Pour purifier l'air d'une chambre ou d'un appartement, faites brûler du romarin, de la sauge, du thym, du serpolet, et en général toute plante dont l'arôme est fort et pénétrant.

Aisselles et Pieds puants.

Pour détruire la mauvaise odeur des aisselles et des pieds, ayez soin d'y appliquer de la poudre de tan ou des feuilles de myrthe broyées. Comme tisane, buvez sur la moëlle de la racine d'artichaut bouillie en vin blanc.

Alopécie ou Chûte des Cheveux.

Pour faire croître les cheveux, oignez la partie chauve avec de la fiente de pigeon pulvérisée et réduite en forme d'onguent avec axonge, cérat ou pommade.

La tête d'un lièvre guérit la chûte des cheveux.

Aphtes de la Bouche.

Le rob de mûres simple guérit les aphtes qui viennent au palais et à la langue.

Apoplexie, s'en préserver.

Décoction de romarin ; poivre cubèbe bu en eau le matin à jeun.

Apoplexie, la faire passer.

L'odeur et le parfum de tabac brûlé; la fumée de vinaigre jeté sur du feu ou sur un fer rouge. Faites brûler des plumes d'oiseaux, les plumes de perdrix sont les plus estimées. Frottez la plante des pieds avec moutarde et vinaigre.

Appétit perdu.

Mangez des huîtres, quelques gousses d'ail; ayez recours au cerfeuil, au cresson, au buis en décoction et au poivre cubèbe avec ou sans eau.

Asthme.

La tisane de raifort ou de miel, celle de bryone

ou couleuvrée combattent l'asthme. Le suc de laitron. Sirop de marrube blanc. Appliquez un cautère au bras. Mangez le matin à jeun trois figues confites macérées pendant la nuit dans de l'eau-de-vie.

II

Bile, la purger.

Buvez suc de citron ou une décoction d'absinthe ou de cerfeuil.

Bile, la tempérer.

Boire sirop de violettes ; mangez de temps en temps des laitues domestiques ; buvez du bouillon d'oseille.

Bile jaune et verte.

Prenez sirop de nerprun ou bien une décoction de bourrache ou de fumeterre le matin à jeun.

Bouche, Maux de

Gargarisme de feuilles de hêtre.

Bouche, sa pourriture.

Se gargariser avec une décoction de brunelle ou herbe au charpentier.

Bouche sèche.

Faites usage de sirop de joubarbe.

Bouche ulcérée.

Décoction de feuilles de troëne ou de quintefeuille.

Bourses enflées.

Cataplasme de feuilles d'eupatoire bouillies. Faites bouillir deux oignons de lys, une poignée de feuilles de ciguë, trois pincées de sommités de mélilot et de jusquiame, passez le tout et ajoutez quelques gouttes d'huile fétide de tartre et couvrez-en l'enflure.

Boutons du Visage.

Lavez les boutons avec de l'eau distillée de véronique femelle.

Brûlure.

Appliquez feuilles de pariétaire pilées ou bien de

l'encre à écrire. Ratissez savon gris et couvrez-en la brûlure avec linge savonné.

Bubon.

Broyez et appliquez racine verte de pétasite ou grand pas-d'âne.

Bubon vénérien.

Parsemez-les de poudre de crapaud desséché.

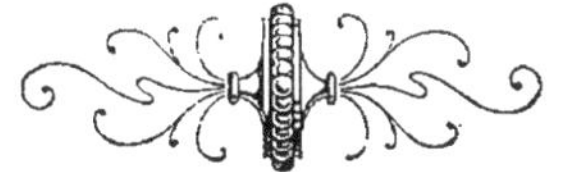

III

Cachexie.

Décoction de poudre de racine de pied-de-veau.

Cancer.

Décoction de romarin. Les fleurs et les feuilles de la même plante distillées dans de l'eau-de-vie sont un remède excellent pour toutes sortes de cancers.

Cardialgie.

Infusion de menthe, d'angélique, de sarriette, de camomille romaine. Mangez des oranges, et les douleurs d'estomac disparaîtront.

Catarrhe.

Tisane de pulmonaire, de quintefeuille, sucre, miel, réglisse, pommes douces; goudron de Guyot.

Si le catarrhe est suffoquant, délayez demi-gros de blanc de baleine et six grains de castoréum dans un jaune d'œuf et faites-les prendre au malade, ayant soin de lui faire boire un peu d'eau de cerfeuil par dessus.

Cauchemar.

Décoction de racine de pivoine, ou bien infusion d'ànis étoilé.

Cerveau, le fortifier.

Prenez des infusions de sauge, d'hysope, de romarin, de lavande, de thym, de mélisse, de serpolet. Buvez du café. Poivre cubèbe avec ou sans eau.

Cerveau, le purger.

Mâchez de la racine d'angélique ou des feuilles de sauge, ou bien de la racine de pyrèthre, de gingembre ou de camomille.

Cerveau, le réjouir.

Boire du sirop d'œillet simple.

Chancre de la Bouche.

Se gargariser avec une décoction de politrich.

Charbon.

La scabieuse pilée, seule ou avec du sel marin, appliquée sur un charbon, le fait disparaître promptement. Soufre occidental ou fiente d'homme.

Choléra, s'en préserver.

Mangez des citrons ; boire sirop de coings, de groseilles rouges, mâcher racines d'angélique, feuilles et fleurs de romarin. Suspendez quelques liasses d'oignons dans la chambre où vous demeurez.

Pour guérir le vomissement : avalez trois jaunes d'œufs avec eau-de-vie et sucre. Evitez de manger des melons et tout fruit cru.

L'opium combat le choléra morbus.

Clous.

Broyez feuilles de ronces vertes et appliquez ; faites un cataplasme de miel et farine de blé-noir ; cataplasme de farine de froment.

Cœur, le fortifier.

Sirop de framboises. Infusion de mélisse, de muguet, de romarin, des quatre-fleurs cordiales; infusion de bourrache.

Cœur, le réjouir.

Elixir de citron, sirop de fraises simple, sirop de pommes simple, sirop de groseilles rouges. Manger melons.

Colique.

Décoction de séneçon; avalez tièdes deux jaunes d'eufs avec quantité suffisante d'eau-de-vie et de sucre. L'extrait de genièvre combat la colique, ainsi que l'huile de noix.

Mettez compresses de rhum sur le nombril.

Colique venteuse.

Infusion d'ânis étoilé ou de semences de fenouille, de pavôts rouges; décoction d'impératoire. Clystère d'huile de noix. Mangez de l'ail.

Conception des Femmes.

Voyez accouchement difficile.

Constipation.

Clystère à l'huile de navette ou à l'huile d'olive. Mangez pulpe de prunes. Prenez à jeun une cuillerée d'eau-de-vie dans deux cuillerées de beurre roux.

Contusions.

Huile de mille-pertuis, compresses d'arnica. Des feuilles de ronces pilées et appliquées sur les contusions les guérissent promptement.

Convulsions.

Faites infuser une ou deux onces de racines de pivoine mâle et faites-en boire la valeur d'un demi-verre. Décoction de fleurs de julienne, de romarin ou de sauge, de valériane; frictionnez les épaules et l'épine du dos d'huile de castor.

Corps étrangers dans les Chairs.

Un morceau de laine imbibé d'urine et mis sur la chair ne tarde pas à en faire sortir l'épine.

Corruption.

Le vinaigre résiste à la corruption, à toutes sortes de venins et de maléfices.

Cors des Pieds.

Pilez des fleurs de souci et couvrez-en les cors; les oignons de lys cuits sous la cendre et appliqués les guérissent rapidement.

Côté, mal de

Oindre la partie douloureuse avec de la graisse de sanglier. Mettez chaudement le cataplasme suivant : une poignée de verveine, deux cuillerées de seigle, de celle de froment idem, quatre blancs d'œufs, pétrissez le tout ensemble, fixez-le entre deux linges.

Coupures.

Broyez des orties et exprimez-en le jus sur la plaie, ayant soin d'y mettre le marc jusqu'à guérison.

Crachement de Sang.

Décoction de pied-de-chat, de feuilles de véronique; sirop de groseilles rouges. Avalez de la farine de froment cuite en forme de colle.

Crachats, les exciter.

Mâcher des feuilles de sauge, de la racine de pirèthre, de gingembre, de camomille, d'angélique; boire tisane d'orge mondé.

Crampe.

Se frictionner avec l'huile de laurier.

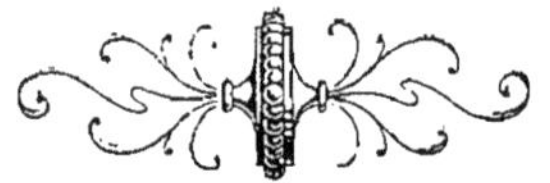

IV

Dartres.

Friction d'huile d'aulnée ; salive mise dessus le matin à jeun; jus de feuilles de tanaisie macérées en vinaigre. Les frotter avec de l'huile de foin. Compresses d'eau de l'auge des forgerons.

Délire.

Pilez des feuilles vertes d'argentine et couvrez-en les poignets et la plante des pieds.

D'autres appliquent aux mêmes endroits, avec succès, des harengs salés.

Démangeaison.

Jus de morelle, vinaigre, onguent de peuplier, s'en frotter.

Dents, Mal de

Mâchez gousse d'ail et mettez-la sous la dent qui

fait souffrir ; même chose pour les clous de girofle, pour l'ache, pour le sel marin.

Dépilatoire.

Le jus de liseron fait tomber le poil.

Dévoiement ou Diarrhée.

Décoction de renouée ; sirop de groseilles rouges ; bismuth. Jaunes d'œufs, huile d'olive et vin rouge. Eau de riz ; tisane de coings, de nèfles. Suif de mouton en vin rouge.

Dyssenterie épidémique.

Décoction de semence de plantain. Prenez dans du bouillon un peu de bézoard animal. Avoir recours à l'ipécacuanha.

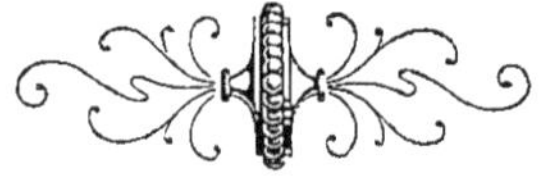

V

Ecorchures.

Appliquez la peau extérieure de l'ail ou de l'oignon. Couvrez-les de poudre de cornellie ou d'huile d'oignons.

Ecorchures des Pieds.

Le poumon de porc guérit ces sortes d'écorchures, ainsi que la poudre de lysimachies.

Ecorchures entre les Cuisses.

Mettez de la boue du chemin ou du suif de chandelle.

Ecrouelles.

L'huile d'iris et l'emplâtre de tabac sont deux remèdes efficaces.

Engelures.

Plonger les mains dans un bain d'eau blanche ; dans l'eau où on aura fait bouillir des châtaignes, ayant eu soin d'en écraser une trentaine.

Enrouement.

Mangez des figues confites ; tisane de miel ; capsules de goudron de Guyot. Avoir recours aux pommes douces et à la réglisse.

Entorse.

Fomentations de roses rouges bouillies en vin, ou bien poudre de roses mêlée avec cérat, onguent, pommade. Tenir l'endroit fixé à l'aide de bandelettes.

Entrailles, Inflammation d'

Tisane de racines et de fleurs de nénuphar. Goudron liquide. — Régime rafraîchissant.

Epilepsie.

Infusion de feuilles et fleurs de romarin ; décoction de racine de pivoine mâle ; en mâcher la racine au moment de l'accès. L'hirondelle est un spécifique contre l'épilepsie.

Erysipèle.

Usez de boissons rafraîchissantes; prenez jus de morelle, versez-y un sixième d'esprit-de-vin, lavez-en la peau. Pilez du cerfeuil et mettez sur l'érysipèle; ou bien, prenez deux poignées de fleurs de sureau, plongez-les dans un litre d'eau bouillante et frottez-en le mal plusieurs fois par jour.

Esprits, pour les réveiller.

Faites usage de canelle et de clous de girofles.

Estomac, le fortifier.

Décoction d'hysope, d'absinthe, de menthe, de camomille romaine, de petite centaurée, de véronique, de chicorée sauvage, de sarriette, d'angélique, de gentiane, de baies de genièvre.

Mangez des coings, assaisonnez vos aliments de poivre.

Etourdissements.

Infusion de romarin; prendre sept grains de rhubarbe dans deux cuillerées d'eau, demi-heure avant de manger.

Excroissance.

Les faire disparaître à l'aide de la pierre infernale.

Extinction de Voix.

Mangez des figues confites et buvez-en des décoctions. Tisane de gomme adragant.

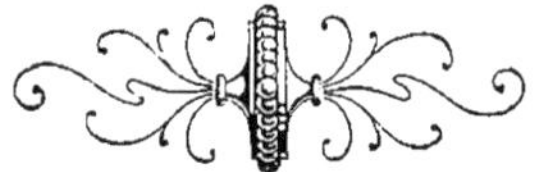

VI

Feu.

Eau de l'auge des forgerons. Onguent de peuplier. Mâchez feuilles de ronces et appliquez-en le jus.

Fièvre.

Infusion fébrifuge au quinquina et à la centaurée. Décoction de soufre en eau simple. Tisane de bourrache ou la suivante : prenez une poignée d'avoine, de racines de chiendent lavées idem, un peu de réglisse, faites bouillir en eau et usez-en comme une boisson salutaire. Quinine à dose prescrite par le médecin. Infusion d'eucalyptus.

Fièvre tierce.

Nettoyez racine de langue de chien récente, coupez par tranches et appliquez sur le nombril ; fixez les tranches à l'aide d'un linge, renouvelant de douze heures en douze heures. Prenez quinine.

Fièvre avec frisson.

Faites bouillir demi-poignée de bourrache dans un demi-litre de vin clair, passez-la et l'exprimez ; avalez le tout, soir, peu avant le frisson.

Fleurs Blanches.

Faites usage de blancs d'œufs, de tisane de plantain, de décoction du fruit de l'églantier nommé gratte-cul; lavez-vous les parties nobles en eau de rivière.

Prenez aussi des décoctions d'orties à fleurs blanches.

Folie.

Compresses d'eau de lierre sur la tête ; régime rafraîchissant ; douches ; tisane de myrthe, de sauge ou de romarin.

Fondement tombé.

Infusion de feuilles de myrthe. Hachez des limaces rouges de vigne avec sel marin, suspendez-les dans une bourse en toile au-dessus d'un vase, et la liqueur qui tombera est propre à oindre, étant chaude, la partie déplacée.

Foie, le fortifier.

Buvez des infusions de petit muguet.

Froid, s'en préserver.

Si vous avez soin de vous frotter les mains et les pieds avec de la graisse d'oie, en hiver, le froid n'aura pas prise sur ces membres.

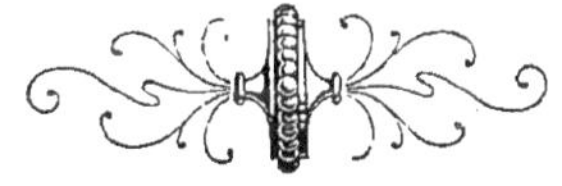

VII

Gale.

Le soufre joue un rôle spécial dans la cure de cette maladie de peau. Une décoction de soufre dans de l'eau simple et prise intérieurement est un remède efficace contre la gale. Prenez infusion de bourrache.

Gale de la Tête.

Compresses d'eau de l'auge des forgerons ou de décoction de feuilles de tanaisie en vinaigre; frottez la tête avec de la moutarde faite en vinaigre.

Ganglion.

Cataplasme de mie de pain avec des feuilles de ciguë hachées.

Gangrène.

L'onguent ægyptiac ou de miel résiste à la gangrène. Prenez décoction de romarin, de plantain.

Gencives pourries.

L'eau distillée de troëne avec miel rosat et quelques gouttes d'esprit-de-sel est un remède merveilleux pour la pourriture des gencives. Se gargariser avec décoction de feuilles de hêtre.

Genoux enflés.

Faites un onguent avec poussière de cheval, terre glaise et vinaigre, mettez-en à nu sur l'enflure ; toute l'eau contenue sortira, étant absorbée par l'onguent, que l'on renouvelle toutes les vingt-quatre heures. La fiente de pigeon, appliquée avec de l'huile et du vinaigre, dissipe toutes les défluxions des genoux.

Goître.

Cataplasme de mie de pain avec miel et ache ; prendre à l'intérieur de la poudre d'éponge calcinée la valeur d'une cuillerée à café.

Gonorrhée ou Chaude-Pisse.

Mangez des laitues domestiques, des pommes douces; buvez sirop et décoction de plantain. Que l'eau goudronnée soit votre boisson unique. — Prenez cinq grammes de cubèbe dans un verre d'eau immédiatement avant vos trois repas. Prenez conserve de rusc ou petit houx nommé aussi fragon. Tisane de pariétaire, de buis, de pervenche. Buvez du lait et mangez quelques citrons. Le régime doit être sévère. Point de café ni de bière, de vin et de liqueurs alcooliques. Pulpe de prunes. Bains rafraîchissants.

Gorge, Mal de

Gargarisme de feuilles de ronces ou de fleurs rouges de passe-rose; faites usage de sirop de groseilles rouges, de figues confites, de tisane de miel. Les décoctions de feuilles de hêtre en gargarisme sont souveraines.

Pour combattre les inflammations de la gorge, avoir recours aux gargarismes de feuilles et de fruits de néflier.

Goutte.

Pour apaiser les douleurs, faites un cataplasme de coques du Levant et de myrrhe en fort vinaigre. On peut manger de toute viande, mais la rôtie est la meilleure. Buvez du sirop de fleurs de pêcher ou de tisane de polypode de chêne, d'hermodactes, d'esquine, de salsepareille et de bois de gaïac. Plus le malade en boira, plus tôt il guérira.

Gravelle.

Tisane de langue de cerf; décoction de feuilles de matricaire, de mauve sauvage ou vulgaire.

Grippe.

Le sel ou l'eau de sedlitz, la limonade dans les cas bénins. Capsules de goudron.

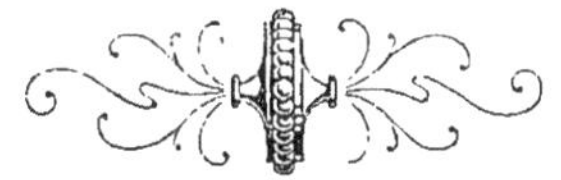

VIII

Haleine mauvaise.

Décoction de mélisse ; noix muscades ; prenez cubèbe à jeun, en eau ou sans eau. Mangez chocolat au café, citrons. Ayez recours au romarin, à l'eau de fleurs d'oranger, à la canelle, à la vanille; prenez coriandre à la fin des repas.

Hectisie.

Buvez sirop d'escargots, lait de vache, goudron de Guyot. Mangez viande blanche, œufs, riz, poissons tels que tanches, anguilles.

Hémorrhagie.

Le suc de la grande ortie combat toutes sortes d'hémorrhagies. Boissons froides et acidulées. Limonade sulfurique au citron, à l'orange, pour les internes. Tisane astringente pour celles occasionnées par blessures; compression soit avec les doigts, du linge, de la charpie, de l'amadou, de la mousse de terre.

Hémorrhoïdes.

Onguent de peuplier allongé de quelques gouttes d'acétate de plomb. Onguent de linaire. Se tenir le ventre libre. Lavements émollients; purgatifs doux; magnésie, sulfate de soude, sels effervescents. Se livrer à de doux exercices. Le mucilage de coings et le jus de morelle employés en frictions produisent de bons effets.

Herpès.

La pommade au goudron comme friction; boire sur l'eau de goudron.

Hoquet.

Pour l'arrêter, mâchez semence de panais ou bien trois ou quatre grains de poivre; avalez une cuillerée de vinaigre.

Humeurs mauvaises.

Prenez des décoctions de sauge sauvage. Mangez

citrons, limons. Buvez décoction de romarin, d'angélique. Mettez du vinaigre dans quelques-uns de vos aliments. La fumeterre purge les humeurs.

Hydropisie.

L'usage du cerfeuil est un remède souverain. Infusions de sureau; décoction d'écorce de racine de tamaris. Diurétiques.

Hypocondrie.

Sirop d'œillet. Ne point abuser de viande. Ayez recours aux légumes, fruits, lait, crême de riz à la vanille; évitez la solitude, prenez compagnie de personnes gaies. Mangez chocolat Menier qui entretient le baume de la vie. Employez fer et boisson ferrugineuse; vinaigre rosat. Assaisonnez quelques-uns de vos aliments de moutarde.

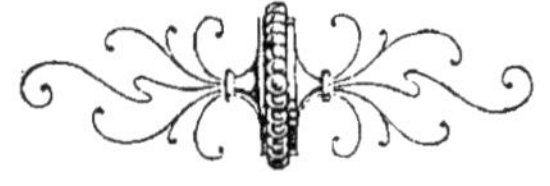

IX

Incontinence d'urine.

Buvez décoction de plantes astringentes ; roses de Provins, fleurs de grenadier, feuilles de pervenche, de plantain, fruits de cyprès, écorce de chêne. Décoction de hérisson.

Indigestion.

Légère infusion de thé, d'ânis étoilé, de tilleul, sirop de genièvre.

Inflammation du Poumon.

Tisane de pulmonaire. Comme boisson, liqueur de goudron, lait de vache. Onction de baume tranquille à l'extérieur.

Inflammation du Bas-Ventre.

Tisane de sommités de mélilot. Compresses à l'extérieur de décoction tiède de mélilot et de camomille; renouvelez de deux heures en deux heures.

Inflammations externes.

Le cérat de Galien, l'eau de l'auge des maréchaux. La fiente de vache.

Insomnie.

Décoction de graines de laitue, de fleurs de primevère. Le pourpier pilé et appliqué sur le front fait dormir le malade. Bouillie de farine de gruau ou sa simple décoction bue avant de se coucher.

Intestins, Maladie des

Tisane de mauve sauvage; décoction de feuilles de prêle; clystère émollient à base de fénugret.

Ivresse.

Appliquez sur les deux poulx des feuilles pilées de rue; appliquez compresses de vinaigre sur le scrotum.

X

Jambes enflées.

Exprimez le jus de la sauge et appliquez-en des compresses ; l'eau de colcothar est le spécifique pour l'enflure des jambes.

Jaunisse.

Buvez sur les fleurs de souci, sur les racines de fraisier, ou bien sur la semence de persil.

Jointures Douloureuses.

Frottez-les avec onguent rosat ou l'huile de vers, de genièvre.

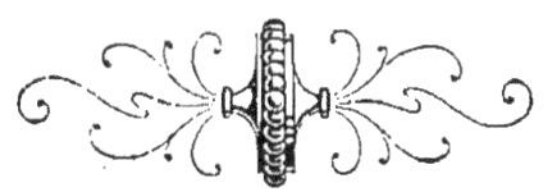

XI

Lait, le faire passer aux nourrices.

Faites un cataplasme avec du persil et de la mie de pain, puis appliquez-le sur les mamelles ; il enlève même les tumeurs. Mettez du cerfeuil sur les mamelles et sous les aisselles, ou bien des feuilles vertes de courge.

Lait, le faire venir.

Buvez des décoctions de laiteron.

Langue ulcérée.

Se gargariser la langue avec le jus ou la décoction de plantain. La racine de pyrèthre est efficace dans la paralysie de la langue.

Lassitude de quelque partie.

Employez en friction l'huile de fleurs de primevère.

Lavement rafraîchissant.

Mêlez dans une chopine d'eau six cuillerées de vinaigre.

Lèpre.

Couvrez le mal avec des feuilles pilées de viorne. Compresses d'eau de l'auge des forgerons.

Léthargie.

Décoction de sarriette ; faites respirer la fumée de vinaigre jeté sur une pelle rougie, ou bien de la fumée de plumes de volailles.

Lèvres, Maux de

Gargarisez-vous avec une décoction de feuilles de hêtre, ou de fleurs et de feuilles de romarin.

Loupes.

Pilez et appliquez jusqu'à guérison des feuilles fraîches de gratteron, ou des petites marguerites de champs, nommées aussi pâquerettes.

Luette tombée.

Mettez du poivre dessus. Tirez en haut une bonne pincée de cheveux, la luette se replacera. Le jus d'ortie guérit l'inflammation de la luette.

Lymphe, âcreté de la

Sirop de mûres, sirop de tolu; décoction de figues confites.

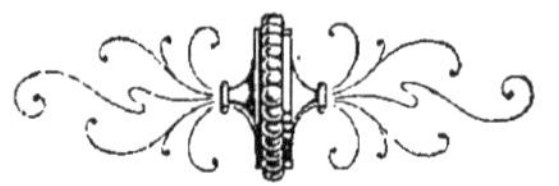

XII

Maladies épidémiques.

L'élixir de citron est sans contredit le meilleur préservatif. Liqueur d'angélique de Niort ou de Châteaubriant.

Mal de Cœur.

Prenez une décoction cordiale de romarin, de sarriette, de mélisse ou de muguet.

Manie.

Buvez ou faites boire mouron bouilli en vin blanc ou une tisane de racine de nénuphar.

Maux de Reins.

Coupez tranche de citrouille et appliquez, ayant soin de réitérer. Tisane de pariétaire.

Maux de Tête.

Le café combat les maux de tête ; renifler quelques gouttes d'eau de mélisse des carmes, ou à son défaut de l'eau-de-vie. Sobriété et usage exclusif de l'eau. Porter sur soi un petit sachet rempli de safran.

Matrice, Suffocation de

Décoction de suie de cheminée.

Mélancolie.

Buvez du vin de buglose. Infusion de séné, sirop de citron, de fleurs de genêt simple.

Mémoire, la fortifier.

Buvez des décoctions de fleurs et de feuilles de romarin.

Meurtrissure.

Broyez du persil avec du sel et un peu d'eau-de-vie et appliquez.

Lavez les plaies avec eau-de-vie, vin et vinaigre.

Pilez des feuilles d'artichaut avec sucre et couvrez-en la meurtrissure.

Migraine.

Le sirop de calabre est très-efficace pour abattre les migraines.

Mois, les provoquer.

Décoction de racine de persil faite en eau ou en vin blanc. Infusion de mélisse, de menthe ou de mercuriale.

Mois, en arrêter le flux immodéré.

Appliquer du mouron à fleurs rouges sur la fossette du cœur.

Morsure de Chien enragé.

Infusion de mouron bouilli en vin blanc ; lavez-en la blessure et couvrez-la de marc. La fiente de porc cuite en fort vinaigre et mise sur la morsure.

Morsures de Vipères et Serpents.

Mangez de l'ail et couvrez-en la plaie. Ayez recours

au vinaigre. Approchez la morsure d'un fer rouge jusqu'à ce que le feu ait absorbé le venin. Infusion de feuilles de frêne ou simplement leur jus. Tisane de scorsonère.

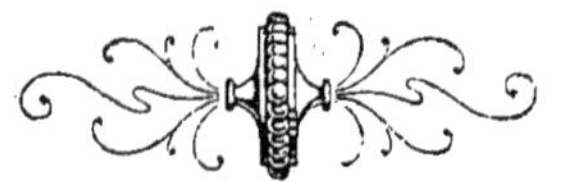

XIII

Nausées.

Infusion de pouliot; l'usage des nèfles dans la saison combat les nausées, ainsi que la poudre de canelle et de sucre candi mêlés ensemble.

Nerfs.

Pour calmer les nerfs, prenez infusion de valériane.

Nerfs, les fortifier.

Frottez l'endroit où les nerfs font souffrir avec de l'huile de mille-pertuis, de l'huile de vers de terre, de pétrole, de l'onguent de genièvre.

Névralgie.

Perles d'essence de térébenthine; frictionnez-vous les tempes avec l'eau de mélisse des Carmes, reniflez-en aussi quelques gouttes.

XIV

Obstructions.

L'usage du fer et des boissons ferrugineuses triomphe de toute obstruction.

Obstructions du Foie et de la Rate.

Tisane de gomme-ammoniac ; infusion de grande garance.

Onanisme.

Buvez sirop de nénuphar ; faites usage de chloral bromuré. Régime rafraîchissant.

Oppression nocturne.

Evitez de manger des lentilles ; boire, peu avant de se mettre au lit, une infusion d'ânis étoilé.

Oreilles, Tintements d'

Instiller dans l'oreille quelques gouttes d'huile de nard, de genièvre, d'amandes amères; ou bien, à l'aide d'un petit entonnoir, recevoir la fumée de vinaigre, de sarriette, de romarin; l'huile d'escarbots est le spécifique pour les bourdonnements d'oreilles.

Otite ou Inflammation d'Oreilles.

Vésicatoire derrière l'oreille; friction avec le baume tranquille; pour l'inflammation interne, buvez de l'huile de foie de morue.

Ozène ou Ulcère puant du Nez.

Reniflez de l'urine d'âne; décoction d'orvale et miel rosat.

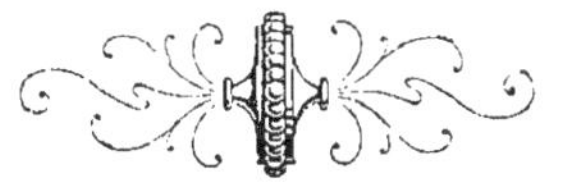

XV

Pâles Couleurs.

Usez de pâte ferrugineuse ; tisane de bourgeons de sapin ; goudron de Guyot ; chocolat Menier.

Palpitation de Cœur.

Prenez sirop de pointes d'asperges ; sirop de pommes simple ; sirop d'œillets rouges.

Panaris.

Friction mercurielle ; feuilles rôties d'orpin font promptement percer les panaris ; mettez une pincée de sel marin pulvérisé dans un jaune d'œuf frais, battez le tout, oignez-en le doigt et renouvelez de douze heures en douze heures, jusqu'à complète guérison.

Paralysie.

Infusion de fleurs et feuilles de romarin ; usage du romarin tant à l'intérieur qu'à l'extérieur. Autres infusions de mélisse, d'angélique, de sarriette, de thym, de serpolet ; mangez poivre cubèbe. Friction d'huile d'euphorbe ou de laurier.

Perte de Sang des Femmes.

Buvez tisane faite avec de la peau de saule ou d'osier infusion de bourse à pasteur ou tabouret.

Peste, s'en préserver.

Sirop de citron, liqueur d'angélique, élixir de camphre ; figues confites macérées en eau-de-vie ; feuilles d'oseille trempées dans le vinaigre et mangées le matin à jeun. L'ail est un bon préservatif. Vinaigre à base de framboises. Suspendre chez soi quelques liasses d'oignons.

Phrénésie.

Pour remédier à la phrénésie, pilez de la grande joubarbe et appliquez-en à la tête, au front ou aux pieds du malade.

Phthisie.

Buvez huile de foie de morue; goudron de Guyot; tisane de bourgeons de sapin, lait de vache; mangez viande blanche, œufs, grenouilles, poissons tels que tanches, anguille; pain fait de fine fleur de farine de froment. Chocolat Menier. Tisane d'escargots de vigne, de graine de lin. L'alimentation doit donc être fortifiante et l'hygiène la meilleure possible.

Pica ou Appétit perdu.

Usez de rhubarbe, de quinquina; l'ail et le cerfeuil sont deux bons apéritifs. Infusions de feuilles de vignes ou pampres verts.

Pieds enflés.

Appliquez sur l'enflure des feuilles vertes de tilleul. La décoction de sauge est souveraine.

Pierre des Reins.

Le suc de limon chasse la pierre des reins.

Pierre dans la Vessie.

Décoction de grémil faite en vin blanc, ou celle de phalaris ou graine de canarie est fort salutaire.

Piqûres d'Abeilles et de Guêpes.

Couvrez de boue l'endroit atteint.

Piqûres d'Aspics.

Mangez de l'ail et mettez-en sur la piqûre. Cautérisation au fer chaud.

Pissement de Sang.

Buvez des décoctions de figues confites. Tisane de pariétaire.

Pituite, la purger.

Le tamar indien, la manne, le séné, sont de doux purgatifs. Mangez de la pulpe de prunes.

Poil, lo faire pousser.

Les têtes de souris calcinées et mêlées avec du miel; oignez-en les parties chauves et le poil croîtra.

Se laver la tête avec une décoction de capillaire et d'auronne femelle.

Poil, le faire tomber.

Appliquez du jus de liseron ou bien de la gomme de lierre ; du rusma ou dc la poudre épilatoire.

Plaie.

L'huile d'oignons; baume du Commandeur; appliquez de l'herniole ou turquette; la décoction ou le suc de plantain consolide toutes les plaies et les guérit parfaitement.

L'écorce de racine d'ormeau bouillie est excellente.

Pleurésie.

Buvez force tisane faite avec scorsonère et scabieuse; cela fait suer et cracher. Tisane de buis et de pervenche. L'usage du beurre vieux dans la pleurésie est grandement efficace. Absorbez du jus de gratteron. Mangez pomme cuite au feu avec de la gomme arabique au dedans.

Poison avalé.

Buvez huile d'olive, vinaigre, lait, œufs, beurre; mangez figues, citron, limon. Si on n'a à sa disposition que de l'eau, en avaler une grande quantité, essayer avec le doigt de se faire vomir en l'enfonçant jusqu'à la luette.

Poitrine, Maladie de la

Conserve de capillaire; lait, tisane de bouillon

blanc, de guimauve et d'althæa ; mangez des figues ; recourez à la liqueur de goudron de Guyot ; sirop de limaçons. Régime restaurant et nourrissant. Chocolat Menier ; les noisettes sont salutaires dans les maux de poitrine. Bouillon fait avec un vieux coq.

Poumons, les fortifier.

Faites usage de conserve d'ache.

Poux du Corps.

Lavez la tête avec une décoction de lavande, ou bien de lupins, de staphisaigre, d'absinthe et de petite centaurée.

Poux des Enfants.

Saupoudrez-leur la tête avec de la graine de persil pulvérisée ou de fruit de fusain également en poudre.

Puces, les chasser.

Insérez une certaine quantité de feuilles de tanaisie entre le matelas et la paillasse de votre lit.

Punaises.

L'onguent napolitain, additionné d'essence de térébenthine, les tue.

Purgatif doux.

Le soir infusion de séné, ou bien tablettes de tamar indien peu avant de se coucher ou en se couchant.

Pustules.

Lavez souvent les pustules avec une décoction de camomille faite en eau et vinaigre.

Putréfaction.

L'usage du quinquina empêche la putréfaction; ainsi que la teinture de gentiane.

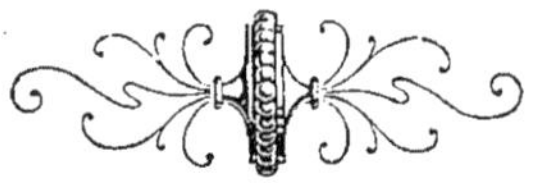

XVI

Rachitisme.

Buvez huile de foie de morue.

Rage.

Décoction de racine d'églantier; cautérisation à l'aide d'un fer rougi à blanc.

Rate.

Ceux qui sont incommodés de la rate doivent manger de la poirée ou bette, ou bien en boire de la tisane.

Règles, les provoquer.

Infusion de serpolet, de mélisse, d'armoise, de tanaisie, d'absinthe, de pouliot, de romarin, de souci, de rue ou de safran. La sabine étant une plante très-vive, nous en conseillons seulement l'usage extérieur; on en met un peu dans sa chaussure.

Reins, Maux de

Tisane de semence de guimauve; décoction de mille-pertuis, lorsqu'il y a exulcération des reins; autre tisane de racine de petit houx, de racine de fraisier, de chiendent et de graine de lin.

Avalez à jeun un demi-verre de jus d'aumur ou pariétaire.

Respiration.

Pour faciliter la respiration, prenez tisane ou conserve d'ache; buvez du sirop de soufre.

Rhumatisme.

Tisane de bourgeons de sapin; se frictionner avec des feuilles de tanaisie macérées dans l'esprit-de-vin. Prenez du cresson, fricassez-le dans de l'axonge et frottez-en l'endroit qui fait souffrir. Evitez le froid, tenez-vous au contraire chaudement; fomentez les parties avec décoction de sauge en vin rouge.

Rhume.

Sucre, miel, réglisse, pommes douces, figues confites, tisane d'escargots, sirop Lamouroux; tablettes de guimauve; capsules de goudron de Guyot. Rôtie de pain avec sucre et vin. Lait de vache, sucré avec de la cassonnade. Pastilles au chlorate de potasse pour tempérer l'acrimonie occasionnée par le rhume; cuillerée d'huile d'olive avec sucre au moment de la quinte.

Rogne de la Tête.

Frictionnez avec feuilles de tanaisie macérées en vinaigre.

Compresses d'eau de l'auge des maréchaux.

Rougeole.

Buvez des décoctions de figues sèches. Suivre le traitement ordonné, comme dans toutes les autres maladies, par votre médecin.

Rougeurs aux Cuisses des Enfants.

L'usage du cérat de Galien fait ordinairement disparaître ces sortes de rougeurs.

Rougeurs ou Boutons du Visage.

Broyez du mouron à fleurs blanches et appliquez sur les rougeurs. Régime rafraîchissant; usez de l'eau comme boisson principale.

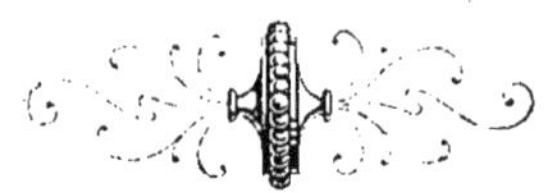

XVII

Saignement de Nez.

Insuflez dans le nez de la poudre de feuilles sèches de sureau. Imbibez une mèche de coton d'un peu d'encre à écrire, puis l'introduisez dans la narine.

Salive trop abondante.

La graine de coriandre pulvérisée et prise dans du vin ; s'en gargariser la bouche.

Salive, l'exciter.

Mâchez fleurs et feuilles de lavande. Pour provoquer la salive, on mâche aussi des feuilles de sauge, de la racine d'angélique ou des figues sèches.

Sang, l'arrêter.

On se sert de laudanum, de poudre de mousse d'arbre, etc.

Sang coagulé à l'intérieur par les Chûtes.

Buvez décoctions de petites marguerites appelées aussi pâquerettes.

Sang, le purifier.

Tisane de pervenche, vin de buglose; le cresson d'eau purifie le sang; manger des épinards, des fraises, des framboises, des tiges de houblon au printemps.

Sciatique.

Buvez quelques gouttes de teinture de colchique dans un verre ou un demi-verre d'eau; frictionnez avec la teinture d'iode ou le baume rouge de Suisse.

Scorbut.

L'usage du cresson, du cochléaria, est efficace dans le scorbut. La moutarde préparée en eau salée ou en eau de mer est souveraine. Buvez jus de citron, décoction de sauge et gargarisez-vous. Boissons acidulées, gargarisme au quinquina ; bonne hygiène.

Semence, la rendre prolifique.

Mangez des noix ; buvez décoction de romarin, usez de gingembre.

Semence, l'exciter.

Décoction de racine d'orchis ou satyrion, vulgairement appelée pentecôte; infusion de graine de couronne de soleil. La teinture de méloé étant très-vive, suivre dans son usage les conseils d'un homme de l'art. Menthe.

Soif, l'apaiser.

Buvez sirop de mûres, eau allongée de vinaigre, décoction de racines de réglisse, de baies de genièvre. L'oseille et le fruit de l'épine-vinette calment la soif, ainsi que le sirop de calabre avec de l'eau. Soda aux groseilles, à la menthe, à la grenadine.

Sommeil.

Pour se procurer un doux sommeil, se oindre le front et les tempes d'onguent de peuplier.

Mangez des laitues, buvez une décoction de leur semence. Le safran procure le sommeil; du pourpier pilé et appliqué sur le front fait reposer le malade.

Sortilége.

On se sert communément de fiente d'homme pour calmer les douleurs causées par sortilége.

Sueur des Pieds.

Se saupoudrer les pieds avec de la poudre de tan.

Surdité accidentelle.

Instillez dans l'oreille de l'huile de genièvre ou d'escarbot.

A l'aide d'un entonnoir, recevoir dans le canal de l'oreille de la fumée de sarriette, de romarin, de tabac, de soufre ou d'ânis vert.

Syncope.

Le bon vin, la bonne eau-de-vie soulagent le malade. Faites prendre sirop d'œillets rouges; de la cannelle en vin pur. Infusion de racine d'angélique.

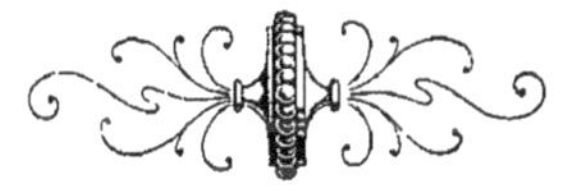

XVIII

Taches du Visage.

Se laver le visage avec le suc des fleurs de primevère ou du jus de feuilles d'argentine ; avec les fleurs et feuilles de chèvrefeuille ; lotionnez-vous le visage avec une décoction de sabine.

Taies des Yeux.

Le sucre blanc pulvérisé et insufflé sur la taie, la fait disparaître. Lavez la taie avec eau de rose ou eau de fenouil ou de plantain et mettez-y un peu de vitriol.

Teigne.

L'huile de vipères ; l'huile de soufre, frottez-en la tête ; prenez d'esprit et d'huile de gaïac égale partie, mêlez-les ensemble et frictionnez-en la tête infectée ; compresses de feuilles de tanaisie macérées en vinaigre ; compresses d'eau de l'auge des maréchaux. Bon régime ; éviter de manger des fruits farineux, comme haricots et pommes de terre.

Teint frais.

Pour se conserver le teint frais, avoir soin de se laver le visage avec de l'eau de frai de grenouille.

Tenesme ou fréquente envie d'aller à la selle.

Buvez décoction de feuilles de tilleul.

Testicules, Inflammation des

Cataplasme de farine de fèves avec vinaigre, eau ou oxycrat; ou bien farine de fèves et semences de cumin, vinaigre distillé, vin blanc, faites cataplasme pour appliquer sur la tumeur des testicules.

Repos absolu au lit.

Tête, Douleurs de

Infusion de racine de pivoine, de verveine ou de feuilles de sauge. Frictionnez l'endroit douloureux avec le baume souverain ou baume tranquille. L'onguent rosat est également efficace dans les douleurs excessives de tête.

Tête, Maladie froide de la

Prenez infusion de muguet.

Tænia ou Ver Solitaire.

Buvez décoction d'écorce de grenadier.

Tintements d'Oreilles.

Recevoir la fumée d'hysope dans l'oreille à l'aide d'un entonnoir.

Toux.

Tisane de guimauve et d'althæa; décoction de raves; sirop de marrube blanc; sucre, miel, réglisse, figues, pommes douces, jujube; chocolat Menier; goudron de Guyot. Avalez en vous couchant une cuillerée d'huile d'olive avec cassonnade.

Le lait est très-souverain pour la toux.

Transport au Cerveau.

Appliquez sur la tête du jus de galega,

Tremblements de Membres.

Faites usage d'extrait de genièvre.

Tumeurs Vénériennes.

Emplâtre de Vigo avec du mercure.

Onguent napolitain belladoné.

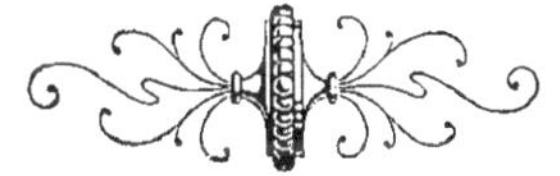

XIX

Ulcères.

Ayez recours à l'onguent de tabac.

Ulcères internes et externes.

Décoction de sanicle; la saumure nettoie les ulcères.

Urine, Rétention d'

Conserve de rusc ou petit houx; tisane de pariétaire, de buis, de pervenche, de chicorée sauvage, de chiendent, d'ache; buvez du café; mangez de l'estragon, des huîtres; tisane de jujube, de fougère mâle; décoction de racine d'iris; bouillon de navet; décoction de feuilles de pissenlit, de serpolet.

Urticaire.

Pour guérir les éruptions cutanées, ayez recours aux bains alcalins; on obtient une sédation rapide en saupoudrant avec le mélange suivant : oxyde blanc de zinc dix grammes, camphre cinq grammes, amidon quarante grammes. Pour boisson, orangeade. Purgatif si besoin est.

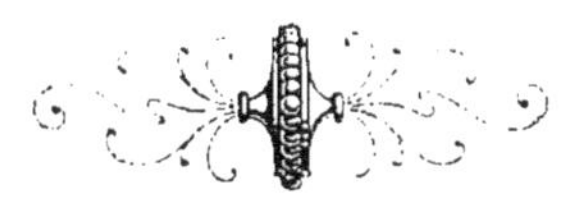

XX

Vapeurs.

Infusions de sauge, de romarin, de mélisse, d'écorce de citron et d'orange. Buvez du café; respirez la fumée de cheveux d'homme.

Varices.

Portez bas élastiques; évitez de rester trop longtemps debout.

Venins ou Poisons avalés.

Jus de citron, huile d'olive ou de noix, lait, beurre, graisse, vin, vinaigre, atténuent la force des poisons et y résistent. Sirop de groseilles rouges; décoction de racine de tormentille.

Ventre, pour le lâcher.

Mangez des choux; tisane de miel.

Ventre, pour le maintenir en bon état.

Mangez des haricots ou pois.

Ventre, pour le resserrer.

Mettez le mil au nombre de vos aliments.

Vents dans le Corps.

Mangez noix muscades ; l'ail, le cerfeuil, l'ânis étoilé dissipent les vents, ainsi que l'estragon et le poivre.

Vérole, Petite

Buvez décoction et sirop de scabieuse.

Verrues.

Mettez à macérer des feuilles de souci dans du vinaigre pendant une nuit, appliquez-en sur les verrues jusqu'à ce qu'elles tombent.

Vers, les chasser.

Prenez poudre de semen-contra, de santonine ; de

l'ail bouilli dans du lait; infusion de racine de fougère mâle; suc de raifort, de cresson; décoction de feuilles de tanaisie, d'absinthe, de racine d'iris ou de pois lupin; huile de noix ou beurre pris le matin à jeun tue les vers.

Vertige.

Conserves de fleurs de souci; buvez le matin à jeun une décoction de sauge ou de racine de galanga.

Vessie, Catarrhe de la

Buvez de l'eau de goudron pendant vos repas; tisanne de réglisse et de gomme arabique, de percepierre ou fenouil marin.

Vomissement, l'arrêter.

Infusions de menthe; huile de coings; sirop de verjus.

Mangez dans la saison grenades, coings et cormes; l'odeur du pain chaud empêche le vomissement.

Vomissement sur mer.

Mâchez racine d'angélique, poivre cubèbe; portez sur l'estomac un petit sachet rempli de safran.

Vue.

Pour fortifier la vue, usez de décoctions de fleurs de bruyère, frottez-vous en avec leur jus distillé. Assaisonnez vos aliments de poivre; mangez grains de cubèbe le matin à jeun.

Pour éclaircir la vue, faites usage d'eau d'euphraise qui est un excellent ophthalmique; l'eau distillée de neige éclaircit la vue des vieillards.

Pour combattre la débilité de la vue, prenez des infusions de valériane.

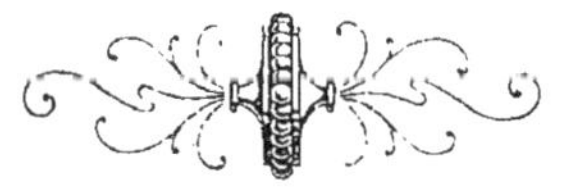

XXI

Yeux.

Pour les affections graves des yeux, rapportez-vous-en aux lumières d'un célèbre oculiste.

NUAGES SUR LES YEUX. — Quand la vue est obscurcie et que l'on aperçoit quelques nuages, ayez recours à la poudre suivante :

Euphraise séchée, une once ;
Semence de fenouil, deux gros ;
De macis et de noix muscades, de chaque un gros ;
Du sucre candi, une once.

Mélangez le tout pour quatre prises, matin et soir, dans un petit verre de vin blanc.

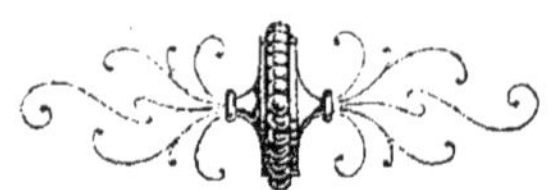

Voilà en peu de mots tout ce qui concerne les maladies du corps humain.

Nous ne saurions trop recommander d'être attentifs à ne faire de soi-même aucun remède dans les maladies dangereuses sans avoir préalablement consulté les lumières de son médecin, et, pour ce qui concerne les maladies des yeux, de n'employer aucun remède âcre, spiritueux ou caustique, parce qu'il n'y a point de parties plus délicates que les yeux, qui demandent plus de ménagements, et dont la conservation soit plus précieuse et plus utile à la vie.

Il y a des professions dans lesquelles les ouvriers se tiennent assis habituellement, pendant que d'autres sont debout. Les imprimeurs, par exemple, dont les uns étant à la composition et les autres à la presse, sont presque toujours dans la même position. Ceux qui se tiennent debout à la casse sont exposés à des maux d'yeux, surtout à des cataractes. On voit la cause de ces infirmités dans la nécessité où sont les compositeurs à l'imprimerie, d'avoir toujours les yeux fixés sur les caractères noirs qu'ils ont à distribuer ou à composer. Cette couleur noire appesantit la vue et occasionne certains effets nuisibles dans l'imagination de ces ouvriers, de telle manière que ces caractères leur demeurent présents et même sous les yeux pendant qu'ils dorment. L'effort que souffre la prunelle de l'œil, durant tout le temps que la vue est si fortement fixée, produit une altération étrange dans les fibres dont sont composés les membranes des yeux.

Les ouvriers qui sont à la presse finissent ordinairement par des tremblements dans les membres, des efforts, des descentes, des hydropisies et des ulcères aux jambes.

Quoi qu'il en soit, pour éviter ces maladies difficiles à guérir, il serait à souhaiter pour leur santé qu'ils travaillassent alternativement à la presse et à la casse.

Nous conseillons aux compositeurs et à toutes les autres personnes dont la profession exige une vie sédentaire et un repos de tout le corps, de se servir de lunettes ou conserves pour se préserver les yeux. Quand ils se sentent la vue fatiguée, ils doivent rester un instant les yeux en l'air pour les détourner de dessus le même objet. Ils peuvent aussi frotter leurs yeux soir et matin avec de l'eau d'euphraise ou avec de l'eau et quelques gouttes d'eau-de-vie. Les hommes employés à la presse doivent se frotter les bras soir et matin avec de l'huile d'olive, éviter les excès de vin parce qu'ils leur sont très-funestes, et ne point s'excéder de fatigue en travaillant d'arrache-pied un jour pour réparer le temps qu'ils ont perdu. Dans toutes les professions, on ne saurait donc prendre assez de précautions pour ménager et conserver sa santé.

FIN.

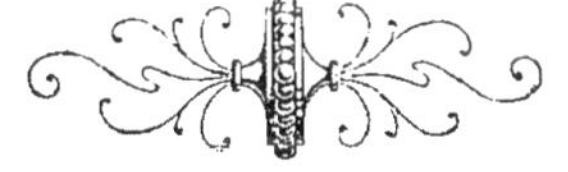

TABLE DES MATIÈRES

FIN DE LA TABLE.

Nantes. — Imprimerie H. Bruneau, rue du Chapeau-Rouge, 2

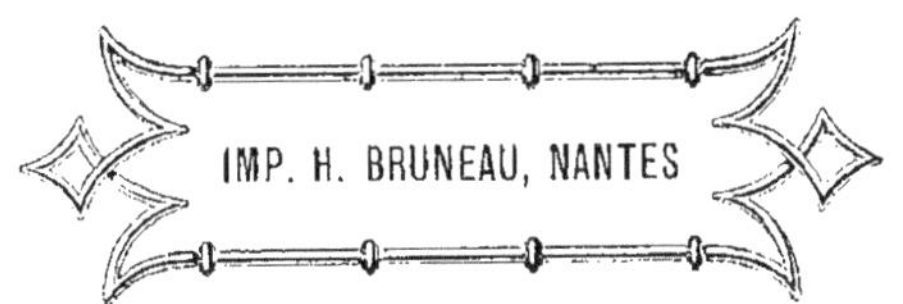
IMP. H. BRUNEAU, NANTES

www.ingramcontent.com/pod-product-compliance
Ingram Content Group UK Ltd.
Pitfield, Milton Keynes, MK11 3LW, UK
UKHW021226230726
13926UKWH00003B/1263